Darmsanierung ganz natürlich

IN 7 TAGEN IHRE LEBER ENTGIFTEN UND NEBENBEI ABNEHMEN AUF KNOPFDRUCK

von Heinz Hillmann

1. Auflage

ISBN: 978-1073627394

Inhaltsverzeichnis

Vorwort

Im menschlichen Körper ist der Darm das größte, aber auch sensibelste Organ. Der Darm erreicht eine Länge bis zu acht Metern, obwohl er im Durchmesser nur wenige Zentimeter misst. Im Darm leben Millionen Zotten, die Erhebungen in Form von Blättern bilden. Daneben finden im Darm viele Milliarden nützlicher Bakterien, die gemeinsam die Darmflora bilden.

Die Darmflora ist in der Regel das Angriffsziel von schädlichen Eindringlingen, die im Darm Krankheiten hervorrufen. Doch ist der Darm gesund, ist der Mensch ebenfalls gesund, denn der Darm unterstützt das Immunsystem. Deshalb ist es notwendig, den Darm in einem kontinuierlichen Rhythmus zu reinigen. Wie Sie das bewerkstelligen können, erklären wir Ihnen in unserem kleinen Ratgeber.

Der Darm

Wie bereits erwähnt ist der Darm das größte innere Organ des menschlichen Körpers. Mit seiner Oberfläche von etwa 450 Quadratmetern muss sich der Darm winden, um im Körper Platz zu haben. Den Mittelpunkt bildet der Dünndarm, der vom Dickdarm bis zum Enddarm umhüllt wird. Auf seinem Weg um den Dünndarm tritt er hinter die Leber und setzt seinen Weg unterhalb des Magens fort.

Der Darm wird mit ausreichend frischem Blut versorgt; fehlt diese Versorgung, kann der Darm absterben. Alles, was wir essen kommt zuerst in den Magen, gelangt von dort in den Zwölffingerdarm, dem ersten Teil des Dünndarms. Hier werden die die Nährstoffe aufgenommen, die dem Körper wieder zugeführt werden. Neben dem Zwölffingerdarm sind im Dünndarm zwei weitere Teile enthalten: Krummdarm und Leerdarm.

Der Krummdarm ist an seiner Mündung direkt mit dem Dickdarm verbunden. Der Dickdarm hat die Aufgabe, die letzten Nährstoffe wie Salze und Wasser aus dem Stuhl zu entziehen. Der Mastdarm bildet den letzten Abschnitt des Dickdarms, der den jetzt nährstofflosen Stuhl in den Analkanal schiebt, von wo der Stuhl den Körper verlässt.

Im Darm werden die Nährstoffe der Nahrung während der Verdauung entzogen ebenso wie schädliche Stoffe. Während die "guten" Stoffe dem Körper wieder zugeführt werden, verlassen die schädlichen Stoffe mit dem Stuhlgang den Körper.

Bei einem gesunden Darm verrichtet der Mensch einmal am Tag "das große Geschäft". Dieser Stuhlgang hat jedoch üblicherweise eine Reise durch den Verdauungstrakt gemacht, die drei Tage andauerte. Der Vorgang gestaltet sich so:

Die Nahrungsbrocken werden im Magen zu einem Speisebrei, der leicht verdaulich ist verarbeitet. Dieser Brei gelangt in den Dünndarm, der den Blutkreislauf mit den daraus gewonnenen Nährstoffen versorgt. Des Weiteren gewinnt der Dünndarm die für den Körper notwendige Energie. Der Rest gelangt in den Dickdarm, der aus diesem Flüssigkeit entzieht. Durch diesen Vorgang kann der so eingedickte Stuhl ausgeschieden werden.

Der menschliche Darm ist Wohnsitz von vielen Abwehrzellen. Etwa 70 Prozent dieser Zellen leben in der Schleimhaut des Dickdarms. Diese Abwehrzellen gehören zum Immunsystem und haben die Aufgabe, die durch die Nahrung in den Körper gelangten Giftstoffe, Krankheitserreger und andere schädliche oder bedenkliche Stoffe unschädlich zu machen. Unterstützung finden die Abwehrzellen bei nützlichen Bakterien, von denen viele Milliarden ebenfalls im Darm ihren Wohnsitz haben.

Das zweite Gehirn

Wie oft sprechen wir von unserem "Bauchgefühl" und nur allzu oft werden wir dafür belächelt. Und doch haben wir recht, denn um unseren Darm leben einige hundert Millionen Nervenzellen, deren Organisation ähnlich ist wie die in unserem Gehirn. Diese Nervenzellen oder das Darmhirn sind für die Regulation der Verdauung zuständig. Werden Giftstoffe oder andere Unverträglichkeiten gefunden, schlägt es Alarm. Auch die Kontrolle des Transports der Nahrung, die in den Darm gelangt gehört zu den Aufgaben des Darmhirns wie auch die Entscheidung, was länger im Darm bleiben muss und was schneller ausgeschieden wird.

Wie auch unser Gehirn reagiert das Darmhirn auf alle Reize der Umwelt. Mit Durchfall, Blähungen oder Verstopfung reagiert es beispielsweise bei Stress, falscher Ernährung und Ärger.

Darmflora

Die Darmflora ist ein saures Umfeld im Darm. Ihre wichtigste Aufgabe ist, gegen Krankheitserreger Widerstand zu leisten und den Darm und damit den Menschen gesund zu erhalten. Bevölkert wird die Darmflora von zahlreichen Bakterienstämmen, wobei jeder einzelne Stamm für das Gleichgewicht der Darmflora steht. Die nützlichen Bakterien werden Probiotika genannt. In der Darmflora werden wichtige Stoffe erzeugt wie beispielsweise Vitamin B12.

Eine Darmflora, die gestört ist, wird vererbt und das über Generationen. Alles was die Großeltern bei ihrer Ernährung "falsch" gemacht haben, müssen nachfolgende Generationen büßen. Außerdem bestimmt neben anderen Faktoren auch die Darmflora, ob der Mensch gesund und fit durchs Leben geht oder von chronischen Beschwerden geplagt wird. Die Vererbung einer gestörten Darmflora, so stellten Wissenschaftler der Stanford University School of Medicine fest, wird über mindestens vier Generationen weitergegeben.

Daneben ist die Darmflora mit dem Serotoninspiegel sehr eng verbunden. Serotonin ist ein Hormon, das Glück und Zufriedenheit gibt. Ist dieser Serotoninspiegel gestört, ist eine ebenfalls gestörte Darmflora die Ursache.

Sachen, die den Darm krankmachen

Zu den Dingen, die den Darm belasten und krank machen können gehört das Essen unter Zeitdruck. Der Darm reagiert darauf, denn nur gut durchgekaute Nahrung kann der Darm problemlos verarbeiten. Stress ist daher für den Darm schädlich, führt zu Durchfall und in der Regel auch zu Blähungen. Letztere entstehen, weil beim hastigen Essen viel Luft geschluckt wird, die aus dem Darm entweichen muss. Auch zu deftige Mahlzeiten, große Portionen und wenig Flüssigkeit belasten den Darm.

Auch Medikamente können dem Darm schaden. Achten Sie deshalb auf den Beipackzettel speziell bei Schmerzmittel gegen Gelenkschmerzen. Diese greifen

KAPITEL 1

Darmreinigung

Damit der Darm optimal funktionieren kann, ist dann und wann eine Darmreinigung notwendig. Diejenigen, welche sich regelmäßig einer Darmspiegelung unterziehen, kennen die so ungeliebte Methode. Abführen bis im Ausguss keine Rückstände vorhanden sind. Medizinisch wird die Darmspiegelung als Koloileoskopie bezeichnet. Dies ist eine Untersuchung, bei welcher der Gastroenterologe Darmerkrankungen erkennen kann. Diese können beispielsweise eine Entzündung, meist des Dickdarms sein, aber auch Durchblutungsstörungen. Hauptsächlich wird eine Darmspiegelung als Darmkrebs –Vorsorgeuntersuchung gemacht. Während dieser Untersuchung entfernt der Arzt Polypen, welche die Vorstufe zu Darmkrebs darstellen. Die Vorbereitung zur Darmspiegelung ist die vollständige Darmentleerung, eine nicht angenehme Prozedur. In der Regel sollten Menschen ab dem 50. Lebensjahr zur Darmspiegelung, die im Turnus zwischen drei und fünf Jahren, wenn keine negativen Befunde vorliegen, machen lassen.

Doch der Darm will nicht nur alle paar Jahre gereinigt werden, sondern öfters. Dazu ist kein Termin für die Darmspiegelung notwendig, denn die Darmreinigung kann zu Hause durchgeführt werden. Wir zeigen Ihnen wie.

Was man über Darmreinigung wissen sollte

In der Regel sind Menschen bestrebt ihr Äußeres zu pflegen. Doch wie sieht es im Körper aus? Würde man den Darm fragen, könnte er kaum antworten, so groß ist sein Arbeitsaufwand, um bedenkliche und schädliche Stoffe aus dem Körper zu entfernen. Das liegt daran, dass der Darm täglich einer ungeheuren Belastung ausgesetzt ist. Probleme bereiten dem größten inneren Organ des Körpers Stress, Medikamente und die heute so aktuellen ungesunden Essgewohnheiten. Auch wer eine gesunde Küche bevorzugt, kann dennoch Essgewohnheiten haben, welche den Darm belasten. Dazu gehört hektisches Schlingen der Mahlzeit, deren Bestandteile nur notdürftig gekaut wurden. Schon allein um den Darm zu entlasten, sollte man immer wieder eine Darmreinigung vornehmen.

Bei einer Darmreinigung gilt die Faustregel: Alles, was dem Körper schadet, soll schnellstmöglich entfernt werden, alles was ihm guttut, soll erhalten bleiben und dem Körper wieder zugeführt werden.

Im Rahmen einer Darmreinigung werden Darm und Körper wieder auf "Vordermann" gebracht. Ein Arzttermin ist nicht notwendig, denn es gibt Möglichkeiten die Darmreinigung schnell, einfach und von Hause aus durchzuführen.

Verdauungssystem

Menschen haben ein gut funktionierendes Verdauungssystem, das allerdings sehr sensibel ist. Das Verdauungssystem hat zwei Öffnungen; oben den Mund und unten den After. Dazwischen befinden sich Magen und Darm, wobei der Dickdarm aussieht wie ein Schlauch, der sich um den Dünndarm schlängelt.

Die Nahrung gelangt durch den Mund in die Speiseröhre und dann in den Magen, wo der Verdauungsprozess beginnt. Der Weg der Nahrung führt vom Magen in den Dünndarm, von dort in den Dickdarm. Im Dünndarm werden der im Magen verdauten Nahrung alle Stoffe entzogen, die für den Körper nützlich sind. Daneben werden im Dünndarm die schädlichen Stoffe von den guten Stoffen getrennt. Die schädlichen Stoffe wandern mit dem Rest des Nahrungsbreis in den Dickdarm, in welchem Flüssigkeit entzogen wird. Ausgeschieden wird der Stuhl über den After.

So simple wie das Verdauungssystem eines Menschen auch aussieht, es würde besser funktionieren, wenn ihm die Wünsche erfüllt würden, die für eine perfekte Funktion notwendig sind. Um dem Darm seine Wünsche zu erfüllen, ist eine Darmreinigung notwendig. Sehen Sie die Darmreinigung so wie den Kundendienst bei Ihrem Auto, den Sie ja auch regelmäßig machen lassen.

Warum Darmreinigung?

Es gibt einen ganz wichtigen Punkt, der für eine Darmreinigung spricht: Die Gesundheit! Eine Reinigung des Darms kann bei verschiedenen Erkrankungen und gesundheitlichen Problemen helfen. Zu diesen beiden Bereichen gehören chronische Verdauungsstörungen, Übergewicht und Nahrungsmittelunverträglichkeit. Des Weiteren ist eine Darmreinigung hilfreich gegen Akne, Erschöpfung, Migräne, Kopfschmerzen, Infektionen und rheumatischen Beschwerden. Wir man sieht, ist ein gesunder und funktionsfähiger Darm eine Gewährleistung für die Gesundheit des Menschen.

Kapitel 2

Natürliche Methoden der Reinigung des Darms

Es gibt verschiedene Methoden für die natürliche Darmreinigung. Heilpraktiker bieten eine natürliche Darmreinigung als Colon-Hydro-Therapie an. Hausärzte haben für die Darmreinigung keine Angebote; nur ganz wenige Allgemein-Mediziner haben für die natürliche Reinigung des Darms ein offenes Ohr. Wie Sie Ihren Darm durch eine natürliche Reinigungsmethode wieder in Schwung und auf Vordermann bringen, erfahren Sie auf den nächsten Seiten.

Darmreinigung auf natürliche Basis

Colon-Hydro-Therapie

Die Colon-Hydro-Therapie ist eine moderne Form der Darmreinigung. Bei diesem Verfahren kommt Wasser zum Einsatz, das in den Dickdarm eingeführt wird. Der Dickdarm wird durchgespült und im Rahmen dieser Spülung gründlich gereinigt. Ziel ist es, die natürlichen Darmbewegungen wiederherzustellen und eventuelle Ablagerungen zu beseitigen. Bei Darmproblemen sind mehrere Sitzungen erforderlich.

Der Patient liegt zugedeckt in der Seitenlage, entspannt sich. Der Heilpraktiker führt in die Analöffnung ein kurzes Röhrchen aus Kunststoff ein, durch welches das Wasser mit verschiedenen Temperaturen eingeführt wird. Im Gegensatz zum herkömmlichen Einlauf ist nach der Colon-Hydro-Therapie kein Gang zur Toilette notwendig, da der gesamte Darminhalt mit dem Wasser durch einen Abflussschlauch in die Kanalisation gespült wird.

Einlauf

In der Regel nimmt ein Mediziner den Einlauf vor. Dafür verwendet er üblicherweise lauwarmes Wasser, das durch die Afteröffnung in den Dickdarm eingeführt wird. Das Wasser löst im Darm den Drang nach Stuhlgang aus; der Patient muss schnell zur Toilette. Bei einem Einlauf wird nicht der ganze Darm, sondern nur ein Teil gereinigt.

Gray-Kur

Die Gray-Kur gehört zu der Darmreinigungsmethode, die kostenintensiv und zeitintensiv ist. Benannt wurde diese Kur nach Robert Gray, einem in Oakland/USA ansässigen Ernährungswissenschaftler. Die Kur dauert etwa drei Monate. Sie brauchen dazu Präparate, die keine schädlichen oder bedenklichen Stoffe enthalten. Bevor Sie sich für diese Kur entscheiden, sollte ein Gespräch mit einem Therapeuten oder dem Hausarzt geführt werden. Allerdings, wenn es um die eigene Gesundheit geht, sollte der Preis keine Rolle spielen.

Darmreinigung zu Hause

Fasten ist eine Möglichkeit für die natürliche Darmreinigung. Diese Methode kann zu Hause angewandt werden. Am Angang der Fastenkur erfolgt ein Einlauf, alternativ eignet sich auch eine Salzlösung, die getrunken wird. Während des Fastens verzichten Sie komplett auf fest Nahrung. Der Darm erholt sich im Laufe der Fasten-Phase und kommt zur Ruhe. Sie müssen allerdings viel trinken, am besten ungesüßten Tee und stilles Wasser.

Eine andere Methode des Fastens ist das Olivenölfasten. Während dieser Fastenkur dürfen Sie nur Orangensaft, Wasser und ein wenig Olivenöl trinken. Auch Saftfasten ist eine Möglichkeit, den Darm ganz natürlich zu reinigen. Bei dieser Fastenkur kommen Heilerde, alternativ Zeolith sowie Flohsamen zum Einsatz. Beide Fastenkuren gehören zu den "harten Fastenkuren", die nicht ohne Rücksprache mit dem Hausarzt erfolgen sollten.

Hausmittel zur Darmreinigung

Heilerde ist ein Mittel, das preiswert, einfach und wirkungsvoll bei einer Darmreinigung eingesetzt werden kann. Stoffwechselprodukte, die sich im Darm befinden werden ebenso wie Giftstoffe und andere schädliche Elemente bindet die Heilerde im Darm, damit diese Stoffe auf natürliche Weise ausgeschieden werden. Idealerweise machen Sie eine Kur eine Heilerde für eine Dauer von drei Wochen, danach ist eine Pause notwendig. Heilerde ist nicht jedermanns Geschmack, deshalb ist Heilerde auch als Granulat auf dem Markt.

Flohsamen ist eine weitere Substanz, die sich für die Reinigung des Darms eignet. Dies resultiert daraus, dass Flohsamen ein Quellstoff ist, der im Darm wie ein Schwamm funktioniert. Große Mengen Flüssigkeit kann Flohsamen aufnehmen mit der Folge, dass eine Vergrößerung des Stuhlvolumens erfolgt, eine Aktivierung des Darms, der die vorhandenen Giftstoffe in den Flohsamen bindet und letztendlich ausscheidet. Wichtig bei der Verwendung von Flohsamen ist Flüssigkeit, also mindestens drei Liter stilles Wasser pro Tag trinken.

Flohsamen hat aber auch eine andere, ebenso wichtige Eigenschaft. Der aktiviert die gesunden Darmbakterien und deren Wachstum. Diese Förderung wirkt sich positiv auf die Darmflora aus. Für Menschen, bei denen sich sogenannte Ausbuchtungen an der Darmwand zeigen, ist Flohsamen ein wichtiges Reinigungsmittel, denn dieser Stoff befreit auch die Ausbuchtungen von Kotrückständen und verhindert somit das Einnisten schädlicher Stoffe.

Zeolith wirkt ähnlich wie Flohsamen. Das Vulkanmineral, das die Wirkung eines Schwamms hat, kann sich nicht selbst verstoffwechseln, sondern nimmt Verdauungsgase und Gifte auf, die auf natürlichem Weg ausgeschieden werden. Entlastet werden durch Zeolith insbesondere Nieren und Leber. Eine Darmreinigung mit Zeolith ist besonders sanft, aber äußerst wirkungsvoll.

Kräuter aus dem Garten sind ebenfalls für eine effektive und sanfte Reinigung des Darms geeignet. Meist werden Kräuter bei einer Darmreinigung zusammen mit Heilerde und Flohsamen eingesetzt. Verwendet werden beispielsweise Kräuter wie Basilikum, Anis, Dill,

Thymian, Angelikawurzel, Dill, Ingwer, Süßholz, Heidelbeeren, Pfefferminze und Holunderblüten sowie Olivenblätter.

Bitterpflanzen unterstützen den Körper bei der Verdrängung schädlicher Keime im Darm. Zu dieser Pflanzengruppe gehören Artischocken, Löwenzahn, Wegwarte und Brennnessel. Sie brauchen diese Pflanzen nicht am Wegesrand zu pflücken, sondern erhalten sie als Pulver, Granulat oder Tropfen in jeder Apotheke.

Äpfel sind perfekt für eine Darmreinigung. Eine dreitägige Kur mit Äpfeln, die während dieser Tage in großen Mengen gegessen werden sollen, reinigt den Darm effektiv. Das Frühstück besteht aus einem Glas Zitronenwasser und einem Glas frischem Apfelsaft. Morgens und abends nehmen Sie einen Esslöffel Olivenöl pur zu sich, während des Tages trinken Sie mindestens drei Liter Wasser; vor und nach dem Essen von Äpfeln warten Sie mit dem Trinken eine halbe Stunde. Essen Sie keine anderen Nahrungsmittel. Nach der Kur beginnen Sie mit leichter Kost, die ausreichend Ballaststoffe enthält wie beispielsweise Obst, rohes Gemüse und Suppen. Trinken Sie auch nach der Kur viel Wasser und führen

Sie diese Kur höchstens vier Mal jährlich durch, da es eine strikte Kur ist.

Ein Sprichwort sagt: Jeden Tag einen Apfel erspart den Arztbesuch. Das ist richtig und trifft auch auf die Darmreinigung zu. In jedem Apfel ist Pektin enthalten; dies ist ein Ballaststoff, der das Ausscheiden von Schadstoffen aus dem Körper aktiviert.

Salz ist praktisch in jedem Haushalt vorhanden. Allerdings wird für die Salzkur zur Darmreinigung Meersalz benötigt. Morgens kochen Sie für diese Kur 200 ml Wasser mit einem Esslöffel Meersalz. Nach dem Abkühlen des "Salzwassers" trinken Sie dieses langsam. Übelkeit und Kopfschmerzen sind bei dieser Kur ganz normal. Fühlen Sie sich matt, legen Sie sich ins Bett und massieren sanft Ihren Magen. Einige Minuten bis höchstens eine Stunde nach dem Trinken des Salz-Wasser-Gemisch ist der Toilettengang fällig. Dieser Gang wird während des Tages mehrmals notwendig. Am Tag dieser Kur dürfen Sie leichte Speisen essen, sollen viel trinken wie Wasser, Kräutertee. Auf alle Speisen, die frittiert oder aus Weißmehl und Zucker hergestellt sind, muss an diesem Tag verzichtet werden.

Salzwasser trinken Sie morgens, mittags und am Nachmittag. Diese Kur sollten Sie auf arbeitsfreie Tage wie ein Wochenende legen, da der Toilettengang öfters notwendig ist.

> **Achtung**: *Nicht geeignet ist die Meersalz-Kur für Menschen mit hohem Blutdruck oder Problemen mit den Nieren und schon gar nicht für Kinder!!*

Kinder brauchen einen gesunden Darm

Bei Kindern sollte eine Darmreinigung ausschließlich nach Rücksprache mit dem Kinderarzt, Hausarzt oder Heilpraktiker durchgeführt werden. Kräuter und Methoden, die für Erwachsene geeignet sind, können sich bei Kindern als schädlich erweisen. Nicht nur diese beiden Faktoren spielen eine Rolle, sondern auch die verwendeten Mittel und deren Dosierung, die bei Kindern eine andere ist als bei Erwachsenen.

Ernährung während der Reinigung des Darms

Während der Darmreinigung spielt die Ernährung eine bedeutende Rolle. In erster Linie geht mit der Darmreinigung auch eine Umstellung der Ernährung vonstatten. Wichtig sind säurearme, aber gesunde Nahrung, die reich an Ballaststoffen ist. Verzichten sollte man insbesondere auf Produkte aus Weißmehl und Zucker; beides belastet den Darm und fördert gleichzeitig eine Infektion durch Hefepilze. Während der Darmreinigung sollten Fleisch, Wurst und Fisch reduziert, auf Milchprodukte aller Art verzichtet werden. Milchprodukte behindern aufgrund ihrer schleimbildenden Wirkung die Darmreinigung.

Auf den morgendlichen Kaffee brauchen Sie nicht zu verzichten, erlaubt sind bis zu drei Tassen pro Tag. Nicht erlaubt hingegen ist Alkohol. Gefordert ist dagegen das Trinken von viel Flüssigkeit in Form von stillem Wasser oder ungesüßtem Kräutertee. Zu empfehlen ist eine Kräuterteemischung aus Koriander, Fenchel, Anis und Kümmel. Diese Kräutertee-Mischung erhalten Sie als Saaten im Kräuterladen oder in der Apotheke. Die

Saaten werden ein wenig angestoßen, damit die Entfaltung der ätherischen Öle gewährleistet ist. Sie bereiten sich aus einem Teelöffel Kräutermischung und etwa 250 ml kochendem Wasser einen Tee zu. Der Tee muss etwa acht Minuten ziehen. Getrunken wird der Tee in kleinen Schlucken nach jeder Mahlzeit.

Darmsanierung

Bei der Darmsanierung wird die Darmflora aufgebaut, wobei sie in ihrem eigentlichen gesunden und funktionsfähigen Zustand versetzt wird. Die Darmfloren wird von unzähligen nützlichen Bakterien bewohnt, die eine harmonische Balance bilden. Wann eine Darmsanierung sinnvoll ist, erklären wir Ihnen nachfolgend.

Sobald Sie Verdauungsprobleme wie Durchfall, Blähungen oder Verstopfung haben, ist eine Darmsanierung notwendig. Auch nach bestimmten Medikamenten wie beispielsweise mit Antibiotika kann es zu Darmproblemen kommen. Ständige Müdigkeit, häufige Infektionen, oft vorkommende Kopfschmerzen oder

Migräne sprechen ebenfalls für eine geschädigte Darmflora. Auch Hautprobleme, unreine Haut und sogenannte Zivilisationserkrankungen können mit einem gestressten Darm in Zusammenhang gebracht werden.

Auch wenn die Darmflora im Ungleichgewicht, der Darm Probleme macht sollte sie die Selbstheilungskräfte Ihres Körpers nicht unterschätzen! Mit einer Darmsanierung unterstützen Sie die Selbstheilungskräfte, da der Darm von schädlichen Stoffen befreit wird.

Im Grunde ist eine Darmsanierung nichts anderes als eine effektive Darmreinigung, die mit natürlichen Mitteln den Aufbau und die Balance der Darmflora unterstützt.

Kapitel 3

Für einen gesunden Körper und ein gesundes Leben

Nach der Darmreinigung

In der Regel wird eine Darmreinigung nicht alleine durchgeführt, sondern in Verbindung mit einer Entgiftungskur oder Fastenkur. Auch kann sie gemeinsam mit einer Darmsanierung erfolgen. Wichtig ist, dass Sie die Darmreinigung regelmäßig, beispielsweise jedes halbe Jahr durchführen. Machen Sie ein Ritual daraus und überdenken Sie während der Reinigungskur Ihre Lebensweise. Wichtig dabei ist, dass Sie Ihren Körper ernst nehmen und die Signale erkennen, die er Ihnen zusendet.

1. Glutenfrei leben ist nicht ganz einfach, weil in fast jedem Brot und anderen Teigwaren Gluten enthalten sind. Einige Menschen reagieren auf Gluten empfindlich, auch stehen Gluten für verschiedene, auch für schwerwiegende Krankheitsbilder als Auslöser in Verdacht. Es gibt nur wenige glutenfreie Getreidesorten, diese sind beispielsweise Hirse, Reis, Mais, Buchweizen, Amarant und Quinoa. Um den Darm gesund und fit zu erhalten reicht es schon aus, wenn Sie Produkte, die Gluten enthalten, reduzieren.

   Tipp: Bioläden haben oft glutenfreies Brot im Angebot.

2. Milch, so heißt es, ist gesund. Doch oft liegt gerade in Milchprodukten das Verdauungsproblem, denn auf Milcheiweiß oder Milchzucker kann der Darm allergisch reagieren. Laktose-Intoleranz ist allgemein bekannt und im Handel sind viele laktosefreie Produkte erhältlich. Ob Ihr Verdauungsproblem an der Milch liegt können Sie selbst feststellen, indem Sie drei Wochen ohne Milchprodukte leben. Sojaprodukte sind eine Alternative zu Milchprodukten.

3. Ballaststoffe sind für den Körper wichtig. Als zusätzliche Gabe von Ballaststoffen eignen sich Kokosmehl, Chiasamen oder Chufas (Erdmandeln). Alle vorstehend aufgeführten Produkte können Sie für ein Müsli oder Joghurt verwenden. Wenn Ihr Darm auf Milchprodukte reagiert, bieten sich alternativ Sojaprodukte an.

4. Wenn Ihre Darmflora bereits stark angegriffen ist, reicht eine Darmreinigung oft nicht aus. In der Apotheke gibt es natürliche Produkte, die Ihrer Darmflora wieder auf die "Sprünge" helfen. Dazu gehört beispielsweise die Präparate "Darmflora select" und "Darmflora select plus" sowie Probiotika-Produkte. Diese Produkte sind in Apotheken erhältlich, doch in der Regel muss der Apotheker sie erst bestellen. An den Kosten beteiligen sich die Krankenversicherungen leider nicht.

5. Ein ganz wichtiger Tipp ist Bewegung. Bewegen Sie sich, damit Ihr Darm in Schwung kommt. Lassen Sie den Aufzug stehen und nehmen Sie die Treppe, auch wenn Sie dabei außer Atem

kommen. Bewegung erfreut nicht nur Ihren Darm, sondern alle Organe Ihres Körpers inklusive Ihren Kreislauf. Nicht zu vergessen sind die Vorteile von Bewegung für Ihre Figur. Gehen Sie also täglich spazieren, machen Sie Sport im Verein oder im Fitnessstudio.

6. Trinken ist bei vielen Menschen ein Problem. Ärzte raten zu mindestens 1,5 Liter Flüssigkeit täglich. Zu Flüssigkeiten zählen Kaffee, Wasser und Tee, nicht jedoch alkoholische Getränke und süße Limonaden. Die Flüssigkeit bringt nicht nur Ihren Kreislauf in Schwung, sondern auch Ihren Darm und alle Organe Ihres Körpers. Idealerweise trinken Sie stilles Wasser oder gefiltertes Leitungswasser. Beim Kauf von stillem Wasser ist auf Qualität zu achten; wählen Sie hier hochwertiges Quellwasser.

7. Überprüfen Sie Ihre Essgewohnheiten! Sie essen richtig, wenn Sie die Speisen sorgfältig kauen und das Essen langsam genießen. Jeden Bissen sollte man 40 Mal kauen; ob dies immer der Fall ist, wagen wir zu bezweifeln. In jedem

Fall sollten Sie darauf achten, dass Sie Ihre Mahlzeit gut durchkauen, bevor Sie diese in Ihren Magen schicken. Der Vorteil ist, dass eine gut durchgekaute Mahlzeit leichter und besser verdaut werden kann. Bei einer hastig zu sich genommenen Mahlzeit kommen immer mehr Nahrungsreste auf den zu verdauenden Berg, dieser bildet für schlechte Bakterien eine Angriffsfläche.

8. Massieren Sie Ihren Bauch nach jeder Mahlzeit; Ihr Darm wird es Ihnen danken.

Kapitel 4

Zusammenfassung

Der Darm ist das größte innere Organ des menschlichen Körpers. Obwohl der Darm eine Länge von bis zu acht Metern aufweisen kann, ist der Durchmesser nur wenige Zentimeter. Die Darmflora befindet sich im Dickdarm. Sie ist ein saurer Bereich, in welchem unzählige Bakterienstämme leben. Diese Bakterien sind für die Verdauung und die Gesunderhaltung des Darms wichtig. Wichtige körperliche Funktionen laufen im Darm ab. Das Immunsystem beispielsweise wird vom Darm unterstützt.

Auch wenn sich das menschliche Verdauungssystem einfach anhört, ist es dennoch komplex. Es ist, simpel ausgedrückt, ein Schlauch mit zwei Öffnungen. Die eine Öffnung ist der Mund, die andere die Afteröffnung. Dazwischen befinden sich Speiseröhre, Magen und Darm. Der Dünndarm wird vom Dickdarm wie ein Schlauch umfasst. Der Darm wird, wie der gesamte menschliche Körper, gut durchblutet.

Alles was wir essen gelangt durch Mund und Speiseröhre in den Magen, wo der Verdauungsprozess seinen Anfang nimmt. Der Nahrungsbrei gelangt in den ersten Abschnitt des Dünndarms, den Zwölffingerdarm. Dort werden dem Nahrungsbrei die wichtigen Nährstoffe entzogen und dem Körper wieder zugeführt. Danach wandert der Brei durch Leerdarm und Krummdarm, Letzterer ist mit dem Dickdarm verbunden. Sobald der bereits vorbearbeitete Nahrungsbrei in den Dickdarm gelangt, wird dem Brei sämtliche Flüssigkeit sowie die Salze entzogen. Der Stuhl wird eingedickt, durch den Mastdarm und letztlich in den Analkanal geschoben. Von dort verlässt der Stuhl den Körper.

Das sogenannte Bauchgefühl ist ein Ausdruck, der nicht von ungefähr kommt. Ähnlich wie das Gehirn besitzt der Darm viele hundert Millionen Nervenzellen, die das Darmhirn genannt werden. Dieses schlägt sofort Alarm, wenn sich giftige und schädliche Stoffe im Darm befinden. Daneben ist es die Entscheidung des Darmhirns, welche Stoffe länger im Darm bleiben und welche umgehend ausgeschieden werden müssen. Wie das Gehirn reagiert auch das Darmhirn auf Umweltreize wie Stress und Ärger.

Die Darmflora ist ein saurer Bereich im Darm, der von vielen Bakterienstämmen bewohnt ist. In der Darmflora werden für den Körper wichtige Stoffe erzeugt, aktiviert und gefördert wie beispielsweise Vitamin B12. Außerdem ist die Darmflora mit dem Hormon Serotonin eng verbunden. Serotonin ist das sogenannte Glückshormon, das den Menschen Glück und Zufriedenheit gibt.

Eine gestörte Darmflora kann vererbt werden und das über mindestens vier Generationen. Dies stellte die Standford University School of Medicine fest. Also, alles was unsere vorherigen Generationen der Familie falsch gemacht haben, kann sich bei uns, unseren Kindern und Enkeln in der Darmflora bemerkbar machen.

Den Darm belastet eine ungesunde Lebensweise. Dazu gehört das hektische Essen, falsche Ernährung, Stress, Ärger und weitere Dinge, die unser Leben oft bestimmen. Mit dieser Lebensweise setzen wir unseren Darm unter Stress: Er muss mehr arbeiten, wird schwächer, die Darmflora wird belastet und das Gleichgewicht gerät aus den Fugen. Krankheiten stellen sich ein wie beispielsweise Erkrankungen von Nieren, Leber, Kopf- und Gelenkschmerzen. Erste Anzeichen für einen gestressten Darm sind Verdauungsstörungen, die sich in Verstopfung, Durchfall und Blähungen äußern. Bei einem gesunden Darm erhält der Körper alle wichtigen Nährstoffe die er braucht, um seine Funktionen optimal aufrecht zu erhalten.

Damit sich der Darm erholen und Kräfte sammeln kann, ist eine Darmreinigung notwendig. Sanfter sind natürliche Methoden, die wir oben umfassend beschrieben haben. Einige Verfahren werden in Arzt- und Heilpraktiker-Praxen durchgeführt; andere eignen sich für die Darmreinigung zu Hause. Kurz vorweg: Ab dem

50. Lebensjahr sollte eine Darmspiegelung vorgenommen werden, insbesondere dann, wenn in der Familie ein Mitglied an Darmkrebs erkrankt ist.

Der Darm will wie auch das Äußere eines Menschen gepflegt werden. Wie Hände und Beine ist auch der Darm ein viel beschäftigtes Organ, der seine Aufgaben unermüdlich erfüllt. Dies geht jedoch nur, wenn der Darm von schädlichen Stoffen befreit wird. Nur ein gesunder und funktionsfähiger Darm ist in der Lage, die Gesundheit des Menschen zu garantieren.

Einige natürliche Methoden der Reinigung des Darms haben wir aufgeführt. Diese Methoden werden in den Praxen von Ärzten und Heilpraktikern durchgeführt. Wir haben hier die bekanntesten Verfahren ausgewählt, wie die Colon-Hydro-Therapie, der Einlauf sowie die Gray-Kur.

Es gibt aber auch viele Hausmittel, die sich für die Darmreinigung eignen. Heilerde und Flohsamen sind zwei Beispiele auf dieser Liste. Weitere Hausmittel sind Kräuter, Zeolith, Bitterpflanzen, Äpfel und Salz. Sicher, einige dieser Mittel sind nicht in jedem Haushalt vorhanden, dennoch haben wir auch diese als Hausmittel bezeichnet. Im Grunde deshalb, weil mit diesen Mitteln die Darmreinigung zu Hause durchgeführt werden kann.

Wir haben uns ebenfalls mit der Darmreinigung bei Kindern befasst, allerdings nur kurz. Eine Darmreinigung bei Kindern darf nie ohne ärztlichen Beistand durchgeführt werden.

Weiter befassten wir uns mit der Ernährung während der Darmreinigung. Ebenfalls beschäftigten wir uns mit der Darmsanierung, die weitergehend ist als die Darmreinigung. Des Weiteren haben wir Ihnen kleine Tipps gegeben für "Ihr Leben nach der Darmreinigung", wir gingen auf die körperliche Verfassung nach der Reinigung des Darms ein und stellten eine Reihe Tipps zusammen, wie Sie Ihren Darm gesund erhalten.

Abschließend möchten wir Ihnen raten, im Rahmen einer Darmreinigung Ihre Ernährung unter die Lupe zu nehmen. Viel "Schrott" gelangt durch falsche Ernährung in den Darm, der umso härter arbeiten muss. Auch

Ihre Essgewohnheiten können den Darm schaden, wenn Sie die Speisen nicht gut kauen. Ganz wichtig ist Flüssigkeit; viel trinken, mindestens acht Gläser mit einem Inhalt von 250 ml. Idealerweise trinken Sie stilles Wasser oder ungesüßten Tee. Davon profitiert nicht nur Ihr Darm, sondern jedes Organ in Ihrem Körper. Und reinigen Sie Ihren Darm zwei Mal im Jahr. Ihr Darm wird es Ihnen mit Gesundheit, Zufriedenheit und Lust auf Aktivitäten danken.

Ihre Heinz Hillmann

PS: Wenn Ihnen dieser kleine Ratgeber gefallen hat, hinterlassen Sie mir doch gerne eine Rezension auf Amazon. Das würde mir viel bedeuten.

Im Anschluss möchte ich Ihnen eine Leseprobe eines meiner Bücher mitgeben. Ich hoffe Sie haben Gefallen daran.

KAPITEL 5

Leseprobe: Blutdruck senken

Blutdruck

Der Blutdruck ist nicht immer gleich; er unterliegt Schwankungen, die durch Anstrengung, Stress oder Ärger begründet sind. Auch das Alter der Menschen spielt beim Blutdruckwert eine Rolle; bei jungen Menschen ist dieser Wert beispielsweise niedriger als bei Senioren. Allerdings ist der Übergang vom "normalen" Blutdruck zum Bluthochdruck fließend und für Laien kaum wahrnehmbar. Unter einem normalen Blutdruck versteht man einen Wert bis zu 140 / 90.

Rechtliches und Impressum

Die Inhalte dieses Buches wurden anhand von anerkannten Quellen recherchiert und mit hoher Sorgfalt geprüft. Der Autor übernimmt dennoch keinerlei Gewähr für die Aktualität, Richtigkeit und Vollständigkeit der bereitgestellten Informationen. Haftungsansprüche gegen den Autor, welche sich auf Schäden gesundheitlicher, immaterieller oder ideeller Art beziehen, die durch die Nutzung oder Nichtnutzung der dargebotenen Informationen bzw. durch die Nutzung fehlerhafter und unvollständiger Informationen verursacht wurden, sind grundsätzlich ausgeschlossen, sofern seitens des Autors kein nachweislich vorsätzliches oder grob fahrlässiges Verschulden vorliegt. Dieses Buch ist kein Ersatz für medizinische und professionelle Beratung und Betreuung.

Dieses Buch verweist auf Inhalte Dritter. Der Autor erklärt hiermit ausdrücklich, dass zum Zeitpunkt der Linksetzung keine illegalen Inhalte auf den zu verlinkenden Seiten erkennbar waren. Auf die verlinkten Inhalte hat der Autor keinen Einfluss. Deshalb distanziert der Autor sich hiermit ausdrücklich von allen Inhalten aller verlinkten Seiten, die nach der Linksetzung verändert wurden. Für illegale, fehlerhafte oder unvollständige Inhalte und insbesondere für Schäden, die aus der Nutzung oder Nichtnutzung solcherart dargebotener Informationen entstehen, haftet allein der Anbieter der Seite, auf welche verwiesen wurde, nicht aber der Autor dieses Buches.

c/o AutorenService24

Wenneberg 14

48653 Coesfeld

www.autorenservice24.de